Janhvi Dolas (PT)
Sonal Patole (PT)

Prevalência de PPPD em pacientes com distúrbios vestibulares episódicos

Janhvi Dolas (PT)
Sonal Patole (PT)

Prevalência de PPPD em pacientes com distúrbios vestibulares episódicos

UM ESTUDO TRANSVERSAL

ScienciaScripts

Imprint

Cover image: www.ingimage.com

This book is a translation from the original published under ISBN 978-620-7-80868-7.

Publisher:
Sciencia Scripts
is a trademark of
Dodo Books Indian Ocean Ltd. and OmniScriptum S.R.L publishing group

120 High Road, East Finchley, London, N2 9ED, United Kingdom
Str. Armeneasca 28/1, office 1, Chisinau MD-2012, Republic of Moldova, Europe
Printed at: see last page
ISBN: 978-620-7-84569-9

RECONHECIMENTO

Estou profundamente grato a todo o P.E.S. Modern College of Physiotherapy por proporcionar um ambiente de apoio e enriquecedor para os esforços de investigação dos estudantes. Fazer parte de uma instituição de renome como esta tem sido um privilégio e uma pedra angular para a conclusão bem sucedida deste projeto.Em primeiro lugar e acima de tudo, gostaria de estender o meu mais profundo agradecimento à Dra. Sonal Patole, a minha orientadora, pela sua inestimável orientação, apoio inabalável e fé no meu projeto. Os seus conhecimentos e o seu encorajamento foram fundamentais para navegar pelas complexidades desta investigação.

Gostaria também de expressar a minha sincera gratidão à Dra. Sucheta Golhar, a estimada directora desta instituição. O seu apoio e encorajamento têm sido essenciais e o seu empenho em promover a excelência académica é verdadeiramente inspirador.Estou imensamente grato a todo o pessoal docente e não docente do P.E.S. Modern College of Physiotherapy. A sua assistência, cooperação e dedicação contribuíram grandemente para o sucesso da execução deste projeto. Os seus esforços colectivos criaram um ambiente propício à aprendizagem e à investigação, pelo que estou extremamente grato.

Para além disso, os meus sinceros agradecimentos às clínicas de fisioterapia e às clínicas de otorrinolaringologia de Pune e Nagpur e arredores pela sua participação e cooperação. O seu envolvimento foi crucial para os aspectos práticos desta investigação.Por último, estou profundamente grato à minha família, aos meus colegas e aos candidatos que participaram neste estudo. O seu apoio constante, encorajamento e vontade de contribuir foram inestimáveis ao longo deste percurso.

Obrigado a todos pelos vossos contributos e apoio

ÍNDICE

INTRODUÇÃO

• A vertigem postural-perceptiva persistente (PPPD) é uma perturbação funcional crónica do sistema vestibular, caracterizada por vertigens não rotatórias e instabilidade percepcionada que persiste durante três meses ou mais e pode piorar com os movimentos[1].

• A PPPD é comparativamente uma nova entidade nosológica, no entanto agrupa características partilhadas por diferentes condições, tais como vertigem postural fóbica, desconforto de movimento espacial, vertigem visual e tonturas crónicas subjectivas[1].

• A perturbação PPPD é uma desadaptação a longo prazo a um acontecimento neuro-otológico, médico ou psicológico que provoca sintomas vestibulares e é corretamente classificada dentro do espetro de outras perturbações neurológicas funcionais[1].

• Os sintomas da PPPD são exacerbados quando o doente assume uma postura erecta e em situações que o expõem a estímulos complexos ou em movimento (Figura 1)[1].

• Normalmente, a PPPD é despoletada por um episódio de vertigens ou tonturas. Após esse primeiro episódio, a pessoa continua a ter sensações de movimento, tonturas, instabilidade ou vertigens que podem durar horas ou dias de cada vez[2].

• Os sintomas da PPPD podem diminuir momentaneamente durante períodos de distração e podem surgir subitamente sem provocação aparente. Estes estímulos parecem causar uma dependência excessiva das pistas visuais para a orientação espacial, bem como a utilização involuntária de mecanismos de controlo postural que são difíceis de manter[1].

• As respostas cognitivo-comportamentais desadaptativas resultam frequentemente em morbilidade psicológica e funcional secundária, como o medo de cair, ansiedade ou perturbação depressiva e anomalias funcionais da marcha[1].

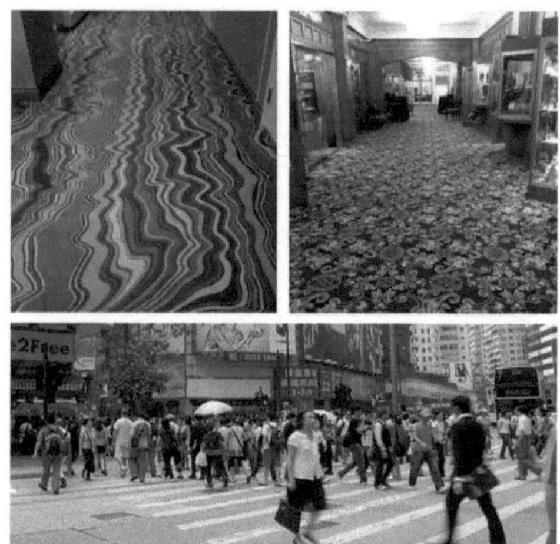

Figura 1- Estímulos visuais complexos, como tapetes com padrões (em cima) ou ruas movimentadas (em baixo). As imagens acima são do arquivo pessoal de Jeffrey P Staab. A fotografia abaixo é de Busy Street in Causeway Bay, de edwin.11, licenciada com a licença Creative Commons Attribution 2.0 Generic, cortada. [1]

- As comorbilidades psiquiátricas acompanham normalmente este diagnóstico, embora não sejam necessárias para o diagnóstico. [4]
- Qualquer perturbação que resulte num episódio de tonturas pode ser um precipitante de PPPD[4].
- As doenças vestibulares são problemas com as partes do ouvido interno e do cérebro que processam a informação sensorial envolvida no controlo do equilíbrio e dos movimentos dos olhos.
- Existem muitos tipos e causas de perturbações vestibulares, como a vertigem posicional paroxística benigna (VPPB), a labirintite, a doença de Ménière e a enxaqueca vestibular.
- A vertigem posicional paroxística benigna é a perturbação vestibular periférica mais comum e apresenta-se como uma vertigem breve, episódica e provocada

pela posição. O diagnóstico pode ser efectuado através da história clínica, juntamente com manobras de diagnóstico, e normalmente não requer testes auxiliares adicionais. Embora benigna e frequentemente auto-limitada,

A VPPB pode ter um impacto considerável na qualidade de vida[6].

- A doença de Ménière é uma doença do ouvido interno que afecta a audição e o equilíbrio num grau variável. Caracteriza-se por episódios de vertigens, zumbidos de baixa frequência e perda de audição. Trata-se de uma doença incapacitante e desanimadora, com ataques sucessivos que ocorrem sem factores precipitantes óbvios e que, em alguns casos, arruínam vidas[7].
- As vertigens com duração de segundos a minutos sugerem geralmente vertigem posicional paroxística benigna. Em contrapartida, as vertigens com duração de minutos a horas sugerem a doença de Ménière[7].
- O termo enxaqueca vestibular designa a vertigem recorrente causada pela enxaqueca. A enxaqueca vestibular apresenta-se com episódios de vertigem espontânea ou posicional com duração de segundos a dias, acompanhados de sintomas de enxaqueca[8].
- Estudos realizados observaram uma diminuição significativa da QdV em doentes com diferentes perturbações vertiginosas, juntamente com a coocorrência de sintomas psiquiátricos, que se apresentam como depressão[9].
- Além disso, devido ao comprometimento da QdV, à redução das actividades diárias e à incapacidade para trabalhar, os doentes podem apresentar angústia psicológica ou ansiedade[9].
- Os factores psicológicos, como a ansiedade e a depressão, que se diz co-ocorrerem com a perturbação vestibular episódica ao longo do tempo, são susceptíveis de perpetuar a PPPD[10].
- Este facto contribui para a importância do diagnóstico de PPPD na perturbação vestibular episódica.

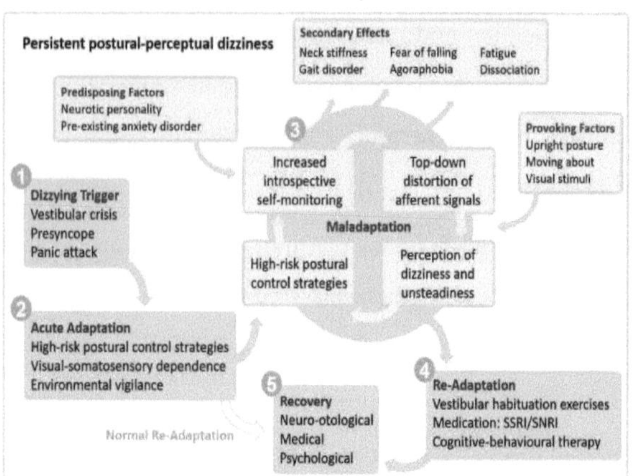

Figura 2- A reação fisiológica normal do corpo a uma tontura ou desequilíbrio grave (1) é ativar sistemas alternativos e adicionais de mecanismos de controlo do movimento (2) que não dependem dos dados vestibulares. Em vez de recuperar a função normal após o desencadeamento agudo ter passado, pode ocorrer um ciclo vicioso de desadaptação (3), impulsionado em parte pelo medo e por uma auto-observação obsessiva. Como resultado, a informação somatossensorial sobre a posição do corpo é aumentada e distorcida, levando a uma desorientação subjectiva e a um estado de "alerta vermelho" para o controlo do movimento. Podem ocorrer efeitos secundários, como exaustão mental, evitamento fóbico e rigidez da marcha. O tratamento tem como objetivo (4) reajustar o sistema ao seu funcionamento normal, minimizando a ansiedade, a auto-monitorização, a habituação aos estímulos e promovendo o controlo autonómico dos movimentos até à recuperação (5).
SNRI- Inibidores da recaptação da serotonina-norepinefrina SSRI- Inibidores selectivos da recaptação da serotonina. [1]

- **Fisiopatologia da PPPD:**

o Pensa-se que há três mecanismos principais subjacentes ao desenvolvimento da PPPD, apesar de a fisiopatologia exacta da doença ainda ser desconhecida. Estes mecanismos são revelados por dados de estudos avançados de neuroimagiologia estrutural e funcional, bem como por investigações fisiológicas rapidamente emergentes, de doentes com vertigem postural fóbica, tonturas subjectivas crónicas e a própria PPPD. Estas incluem uma perda de mecanismos cerebrais superiores para ajustar os dois primeiros processos, um controlo postural rígido e uma alteração no processamento da informação de orientação espacial para favorecer as entradas visuais em detrimento das vestibulares. [2][3][11]

o Quando ocorrem tonturas, vertigens ou a possibilidade de cair, a reação normal do corpo é ativar técnicas de controlo postural de alto risco (como uma postura rígida ou passos mais curtos) e depender mais de pistas visuais ou somatossensoriais do que de sinais vestibulares. Isto é evidente em pessoas saudáveis que estão expostas a alturas ou superfícies escorregadias. [12]

o Essas estratégias são normalmente abandonadas assim que a ameaça postural diminui. No entanto, em comparação com os pacientes que se recuperam bem, prevê-se o fracasso da recuperação sintomática em pacientes que apresentam tonturas persistentes após síndromes vestibulares agudas. Isso inclui alta ansiedade, vigilância excessiva em relação às sensações vestibulares e de equilíbrio e alta dependência persistente de pistas visuais para orientação espacial. [13][19]

o Os indivíduos com vertigem subjectiva crónica e vertigem postural fóbica foram medidos em relação a técnicas de controlo postural de alto risco, [14][15] e os indivíduos com vertigem visual e vertigem crónica foram considerados como tendo uma dependência visual persistente. [13][16]

o Há duas teorias que têm sido propostas. A primeira baseia-se nos princípios bem conhecidos do condicionamento pavloviano, integrados nos modelos cognitivo-comportamentais da ansiedade e dos problemas funcionais. Esta teoria foi sugerida pela primeira vez por Brandt e Dieterich para a vertigem postural fóbica e por Staab para a vertigem subjectiva crónica. Especificamente, Brandt e Dieterich colocaram a hipótese de que os indivíduos que sofrem de vertigem postural fóbica desenvolveriam uma sensibilidade intencional a breves diferenças entre os seus movimentos posturais esperados e reais. Normalmente, os pacientes usariam esses sinais para fazer ajustes automáticos em seus movimentos, mas Brandt e Dieterich propuseram que os pacientes que se tornassem conscientes desses sinais fariam um esforço intencional maior para gerenciar sua postura. Acreditava-se que estas condições impediam a readaptação normal e, em vez disso, iniciavam um ciclo de feedback desadaptativo. [17][18]

o Neste modelo de doença, a entrada sensorial ascendente ao nível pré-consciente da integração sensorial pode ser distorcida ou mesmo anulada pela expetativa de tonturas e instabilidade, que pode ser referida como um "engrama experiencial" do episódio desencadeante. Isto provoca sensações subjectivas de tonturas em resposta a estímulos vestibulares e visuais normais, o que, por sua vez, estimula a rigidez da postura e da marcha. [20] A ocorrência comum de dissociação e fadiga devido a sobrecarga mental pode ser explicada pelo aumento do peso da auto-monitorização anormal; o controlo postural anormal pode levar ao desenvolvimento de rigidez do pescoço e de perturbação funcional da marcha; e as perturbações fóbicas secundárias, como a agorafobia, podem resultar de um ciclo de medo e evitamento. [21][22]

o A distração da atenção hipervigilante ao controlo postural pode ajudar na terapia a promover a reabilitação funcional e pode restaurar momentaneamente a função saudável. [20][23]

- A **sociedade Barany** desenvolveu um critério de diagnóstico para PPPD num artigo de consenso em 2017, que está incluído na **Classificação Internacional das Perturbações Vestibulares (ICVD)**[2].

• **De acordo com estes critérios, a PPPD é caracterizada pelos seguintes sintomas**:

(1) A PPPD manifesta-se com os seguintes sintomas primários, tal como definidos anteriormente pelo CCBS:

• sensações não-movimentais de perturbação ou de perturbação da orientação espacial (tonturas)

• sensação de instabilidade ao estar de pé ou ao andar (instabilidade)

• sensações falsas ou distorcidas de oscilação, balanço, baloiço ou ressalto de si próprio (vertigem interna não rotacional) ou sensações semelhantes de movimento do meio envolvente (vertigem externa não rotacional).

(2) Os sintomas devem estar presentes durante mais de 15 em cada 30 dias. A maioria dos indivíduos afectados apresenta sintomas todos os dias ou quase todos os dias. Os sintomas tendem a aumentar à medida que o dia avança.

(3) Os surtos momentâneos de sintomas podem ocorrer espontaneamente ou com o movimento, mas estes surtos transitórios, com a duração de apenas alguns segundos, não estão presentes em todos os doentes. Os surtos momentâneos, por si só, não preenchem este critério.

(4) Quando a perturbação está completamente desenvolvida, os sintomas persistem sem a necessidade de exposição contínua a condições precipitantes.

(5) Os três factores de exacerbação do critério B devem ser discerníveis na história clínica, embora não tenham de ser igualmente problemáticos. Os doentes podem tentar evitar estes factores para minimizar as exacerbações nocivas dos seus sintomas vestibulares. Essa evitação pode ser considerada como cumprindo este critério.

• A postura erecta significa estar de pé ou caminhar. Os doentes que são particularmente sensíveis aos efeitos da postura vertical podem referir que o facto de estarem sentados sem apoio agrava os seus sintomas.

• O movimento ativo refere-se aos movimentos gerados pela própria pessoa. O movimento passivo refere-se ao facto de uma pessoa ser movida por meios de transporte ou outros seres (por exemplo, andar num veículo ou elevador, montar um animal, ser empurrado numa multidão).

• Os estímulos visuais podem ser objectos de grandes dimensões no ambiente visual (por exemplo, tráfego que passa, padrões movimentados em pavimentos ou revestimentos de paredes, gráficos apresentados em ecrãs de grandes dimensões) ou objectos mais pequenos vistos a curta distância (por exemplo, livros, computadores, dispositivos electrónicos móveis)

(6) As condições precipitantes mais comuns são as perturbações vestibulares periféricas ou centrais (25-30% dos casos), ataques de enxaqueca vestibular (15-20%), ataques de pânico ou ansiedade que se manifestam por tonturas proeminentes (15% cada), lesões concussivas do cérebro ou lesões cervicais por efeito de chicotada (10-15%) e perturbações autonómicas (7%). Outras condições capazes de produzir vertigem, instabilidade ou tonturas, ou de alterar a função de equilíbrio (por exemplo, disritmias cardíacas, reacções adversas a medicamentos) precipitam a perturbação menos frequentemente (coletivamente ~3%). A maioria das condições que precedem a PPPD são de natureza aguda ou episódica. Os doentes referem o aparecimento de sintomas crónicos de PPPD após as suas doenças agudas. No entanto, os factores precipitantes, como a perturbação de ansiedade generalizada, as perturbações autonómicas e as doenças degenerativas periféricas ou centrais podem desenvolver-se insidiosamente. Nestes casos, é menos provável que os doentes refiram um início distinto. Não é possível identificar um precipitante específico em todos os casos. Quando não é possível identificar um precipitante específico,

particularmente quando os sintomas se agravam lentamente, é indicada uma reavaliação do diagnóstico e pode ser necessário um período de monitorização prospetiva para o confirmar.

(7) A PPPD pode coexistir com outras doenças ou perturbações. A evidência de outra doença ativa não exclui necessariamente o diagnóstico de PPPD. Em vez disso, deve ser exercido um juízo clínico para determinar a melhor atribuição dos sintomas vestibulares do doente a todas as doenças identificadas.

NECESSIDADE DE ESTUDO

A PPPD é uma perturbação recentemente identificada, com escassez na literatura. Devido à sua falta de conhecimento, a PPPD não é frequentemente diagnosticada nos doentes.
Ao contrário de outras doenças vestibulares, que são geralmente episódicas, a PPPD é uma doença vestibular funcional crónica.

A perturbação vestibular episódica pode funcionar como um fator precipitante da PPPD.
Os sintomas da PPPD são de natureza persistente, o que pode ser uma causa significativa de incapacidade funcional dos doentes.

Com o passar do tempo, a condição deteriora-se, o que, por sua vez, compromete a qualidade de vida dos doentes.

O aumento do nível de ansiedade em doentes não tratados pode piorar os seus sintomas e a sua qualidade de vida, porque a ansiedade predispõe e perpetua a PPPD.

É importante diagnosticar corretamente a doença o mais cedo possível para minimizar os efeitos secundários da doença.

Os distúrbios vestibulares, que são muito comuns, ofuscam o diagnóstico da PPPD.

Os sintomas da PPPD são muito vagos e difíceis de descrever, pelo que pode não ser diagnosticada durante algum tempo, o que pode ser muito frustrante para as pessoas que a sofrem.

Acima de todas as razões, o diagnóstico precoce e a determinação da prevalência da PPPD são muito importantes para estudar a extensão da doença e a incapacidade causada pela mesma.

OBJECTIVO DO ESTUDO

Determinar a prevalência de PPPD nos distúrbios vestibulares episódicos.

OBJECTIVOS

▶ Objetivo primário:

1. Determinar a prevalência de PPPD nos distúrbios vestibulares episódicos, utilizando os critérios de diagnóstico para PPPD desenvolvidos pela sociedade Barany.

▶ Objectivos secundários:

1. Determinar o Handicap de Tontura em cada um dos distúrbios vestibulares episódicos usando o Dizziness Handicap Inventory Questionnaire.

REVISÃO DA LITERATURA

1. Popkirov S, Staab JP, Stone J. Tontura postural-percetual persistente (PPPD): uma causa comum, caraterística e tratável de tontura crónica. Pract Neurol. 2018 Feb;18(1):5-13. afirma que "Persistent postural-percetual dizziness (PPPD) é uma síndrome diagnóstica recentemente definida que unifica as principais características da tontura subjectiva crónica, vertigem postural fóbica e distúrbios relacionados. Descreve uma disfunção crónica comum do sistema vestibular e do cérebro que produz tonturas persistentes, vertigens não rotatórias e/ou instabilidade. A perturbação constitui uma desadaptação a longo prazo a um acontecimento neuro-otológico, médico ou psicológico que desencadeou os sintomas vestibulares, sendo útil considerá-la dentro do espetro de outras perturbações neurológicas funcionais. Embora os testes de diagnóstico e a imagiologia convencional permaneçam normalmente negativos, os doentes com PPPD apresentam-se de uma forma caraterística que mapeia os critérios de diagnóstico positivos."

2. Staab JP, Eckhardt-Henn A, Horii A, Jacob R, Strupp M, Brandt T, Bronstein A. Critérios de diagnóstico para a vertigem postural-percetual persistente (PPPD): Documento de consenso do comité para a Classificação das Perturbações Vestibulares da Sociedade Bárány. J Vestib Res. 2017;27(4):191-208. afirma que "O termo PPPD é novo, mas o distúrbio não. Os seus critérios de diagnóstico foram derivados por consenso de peritos a partir de uma revisão exaustiva de 30 anos de investigação sobre vertigem postural fóbica, desconforto espaço-movimento, vertigem visual e tonturas subjectivas crónicas. A PPPD manifesta-se por um ou mais sintomas de tonturas, instabilidade ou vertigens não rotacionais, que estão presentes na maioria dos dias durante três meses ou mais e que são exacerbados pela postura erecta, pelo movimento ativo ou passivo e pela exposição a estímulos visuais complexos ou em movimento. As PPPD podem ser precipitadas por condições que perturbam o equilíbrio ou causam vertigens, instabilidade ou tonturas, incluindo perturbações vestibulares periféricas ou centrais, outras doenças médicas ou perturbações psicológicas. A PPPD pode estar presente isoladamente ou coexistir com outras doenças."

3. Teh CS, Prepageran N. O impacto da duração da doença na tontura postural-percetual persistente (PPPD) na qualidade de vida, deficiência de tontura e saúde mental. J Vestib Res. 2022;32(4):373-380. afirma que "A tontura postural-percetual persistente é um distúrbio funcional crónico predominantemente observado em mulheres e na meia-idade que reduz significativamente a qualidade de vida, aumenta o handicap da tontura e aumenta os níveis de depressão, ansiedade e stress. O aumento da duração da doença aumenta ainda mais os níveis de ansiedade e a incapacidade física. Como a ansiedade pré-dispõe e é suscetível de perpetuar a PPPD, o aumento dos níveis de ansiedade num doente não tratado pode agravar os sintomas e a qualidade de vida do doente com PPPD"

4. Dieterich, Mariannea,b,c; Staab, Jeffrey P.d. Functional dizziness: from phobic postural vertigo and chronic subjective dizziness to persistent postural-percetual dizziness. Current Opinion in Neurology 30(1):p 107-113, fevereiro de 2017. afirma que "O diagnóstico correto e precoce da tontura funcional, como causa primária ou distúrbio secundário após uma síndrome vestibular estrutural, é muito importante para evitar uma cronificação adicional e permitir um tratamento adequado".

METODOLOGIA

- **Desenho do estudo**: Estudo transversal
- **Dimensão da amostra**: 41
- **Método de amostragem**: Amostragem conveniente
- **População do estudo**: Pacientes com perturbações vestibulares episódicas.
- **Local do estudo**: Hospitais e clínicas da cidade e arredores.
- **Duração do estudo**: 6 meses.

CRITÉRIOS

- **Critérios de inclusão:**

1. Pacientes com diagnóstico de perturbações vestibulares episódicas, como a Vertigem Postural Paroxística Benigna (VPPB), as enxaquecas vestibulares (MV) e a doença de Méniere (DM).
2. Pacientes que sofrem de tonturas com um historial de VPPB, MV e MD.
3. Sintomas persistentes durante pelo menos 3 meses.
4. Tanto homens como mulheres.

- **Critérios de exclusão:**

1. Sinais e sintomas típicos das crises de vertigem (fase aguda) que caracterizam as perturbações vestibulares episódicas acima referidas.
2. Paciente com diagnóstico de Neurite Vestibular e outras afecções vestibulares não episódicas.
3. Doente com diagnóstico de ansiedade e/ou depressão
4. Qualquer doença neurológica ou traumatismo que provoque tonturas
5. Hipotensão ortostática

MATERIAIS

- Caneta
- Papel
- Formulário de consentimento
- Formulário de avaliação
- Escala do Inventário de Handicap de Tonturas

MEDIDAS DE RESULTADO

- **Critérios de diagnóstico da Sociedade Bárány para tonturas perceptuais e posturais persistentes:**

(Sensibilidade: 0,85 e especificidade: 0,90)

A. Um ou mais sintomas de tonturas, instabilidade ou vertigens não rotacionais na maioria dos dias durante pelo menos 3 meses.

1. Os sintomas duram períodos de tempo prolongados (horas a fio), mas podem ser mais ou menos graves.
2. Não é necessário que os sintomas estejam presentes de forma contínua durante todo o dia.

B. Os sintomas persistentes ocorrem sem provocação específica, mas são exacerbados por três factores: postura erecta, movimento ativo ou passivo sem ter em conta a direção ou a posição e exposição a estímulos visuais em movimento ou a padrões visuais complexos.

C. A perturbação é desencadeada por acontecimentos que provocam vertigens, instabilidade, tonturas ou problemas de equilíbrio, incluindo síndromes vestibulares agudas, episódicas ou crónicas, outras doenças neurológicas ou médicas e perturbações psicológicas.

1. Quando desencadeados por um precipitante agudo ou episódico, os sintomas estabelecem-se no padrão do critério A à medida que o precipitante se resolve, mas podem ocorrer intermitentemente no início, consolidando-se depois num curso persistente.

2. Quando desencadeados por um precipitante crónico, os sintomas podem desenvolver-se lentamente no início e agravar-se gradualmente.

D. Os sintomas causam sofrimento significativo ou incapacidade funcional.

E. Os sintomas não podem ser melhor explicados por outra doença ou perturbação.

Dizziness Handicap Inventory [6]:

• Fiabilidade: 0,92 a 0,97

• O Dizziness Handicap Inventory é composto por 25 perguntas:

1. sete para avaliar os aspectos físicos;
2. nove para avaliar os aspectos emocionais e
3. nove para avaliar os aspectos funcionais.

• Os doentes responderam não (pontuação 0), às vezes (pontuação 2) ou sempre (pontuação 4). A pontuação máxima que indica a maior desvantagem é de 100 pontos.

• Interpretação da pontuação:

1. 16 a 34 pontos: Handicap ligeiro
2. 36 a 52 pontos: Handicap moderado
3. Mais de 54 pontos: Handicap grave

Dizzi.nessHandicap lnventory

Data de nascimento

Data de hoje _

Nome

Altura ft. in.

Peso;lbs.

Instruções: O objetivo desta escala é identificar as dificuldades que pode estar a sentir devido às suas tonturas. Por favor, assinale "sempre", "não" ou "às vezes" em cada pergunta. Responda a cada pergunta apenas no que diz respeito ao seu problema de tonturas.

	Perguntas	AJway s	Por vezes	Não
P1	Olhar para cima aumenta o seu problema?	□□	□□	□Dl
E2	Por causa do seu problema, sente-se frustrado?	□	□	□
F3	Devido ao seu problema, restringe as suas deslocações por motivos profissionais ou de lazer?	□	□	□
P4	Andar pelo corredor de um supermercado aumenta o seu problema?	□	□	□
FS	Devido ao seu problema, tem dificuldade em deitar-se ou levantar-se da cama?	□	□	□
F6	O seu problema restringe significativamente a sua participação em actividades sociais, como ir jantar fora, ir ao cinema, dançar ou ir a festas?			
F7	Devido ao seu problema, tem dificuldade em ler?	□n	□n	□n
F8	A realização de actividades mais ambiciosas como o desporto, a dança e as tarefas domésticas, como varrer ou arrumar a loiça: aumenta o seu problema?	□	□	□
E9	Devido ao seu problema, tem medo de sair de casa sem ter alguém a acompanhá-lo?	□	□	□
E10	Por causa do seu problema, já se sentiu envergonhado perante os outros?			
P11	Os movimentos rápidos da cabeça aumentam o problema?	□1 1	□1 1	□1 1
F12	Devido ao seu problema, evita as alturas?	□	□	□
P13	O facto de cair na cama aumenta o seu problema?	□	□	□
F14	Devido ao seu problema, é-lhe difícil fazer trabalhos domésticos ou de jardinagem pesados?	□	□	□
E15	Devido ao seu problema, tem medo que as pessoas pensem que está embriagado?	□	□	□
F16	Devido ao seu problema, tem dificuldade em passear sozinho?			
P17	Andar num passeio aumenta o seu problema?	□l J	□1 J	□l JI
E18	Devido ao seu problema, é-lhe difícil concentrar-se?	□	□	□
F19	Devido ao seu problema, é-lhe difícil andar pela casa às escuras?	□	□	□
E20	Por causa do seu problema, tem medo de ficar sozinho em casa?			
E21	Devido ao seu problema, sente-se deficiente?	r 1 □	□Se 1	f 1
E22	O seu problema afectou a sua relação com os membros da sua família ou amigos?			Dl
E23	Por causa do seu problema, está deprimido?	□1 1	□1 1	□1 1
F24	O seu problema interfere com o seu trabalho ou com as suas responsabilidades domésticas?	□		□
P25	O facto de se dobrar aumenta o problema?		ID	

PROCEDIMENTO

- O estudo foi iniciado com uma apresentação ao comité de ética da P.E.S. Modern college of physiotherapy Pune 05.
- O estudo teve início após obtenção de autorização ética do comité
- Os participantes foram seleccionados de acordo com os critérios de inclusão e exclusão.
- O objetivo do estudo foi explicado aos participantes e será obtido um consentimento escrito.
- Foi efectuada uma história clínica cuidadosa em todos os doentes para determinar se a tontura relatada poderia corresponder aos critérios de diagnóstico de PPPD emitidos pela Sociedade Barany.
- A avaliação dos doentes através do Dizziness Handicap Inventory Questionnaire foi efectuada para determinar o Dizziness Handicap na perturbação vestibular episódica.

ANÁLISE DE DADOS

- Os dados que cumpriam os critérios de inclusão foram exportados para uma folha de Excel e posteriormente analisados.
- Foram incluídas 41 amostras neste estudo com base nos critérios de inclusão: 13 do sexo masculino e 28 do sexo feminino.
- A prevalência de PPPD foi avaliada nos doentes.
- A gravidade do handicap da tontura também foi verificada com o DHI

Dados demográficos

Gráfico 1: Distribuição por género

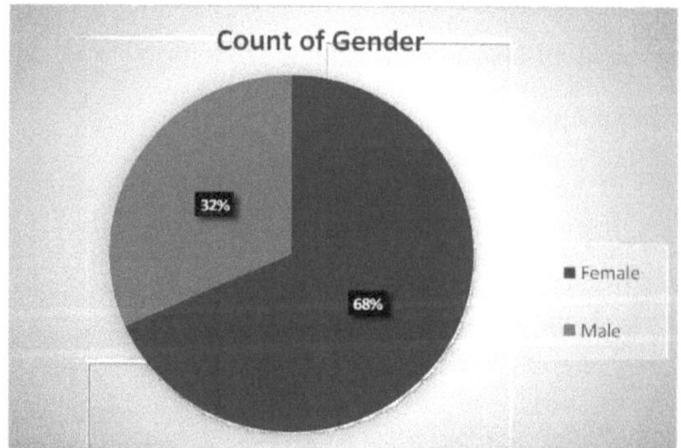

Género	Contagem do género
Feminino	28
Masculino	13

Gráfico 2: Distribuição etária

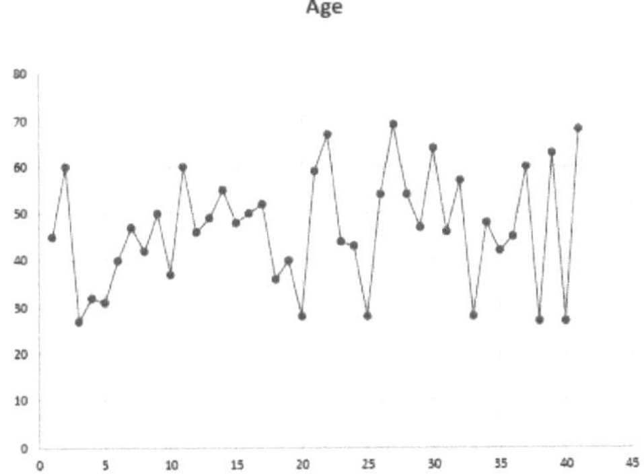

Prevalência de PPPD na Perturbação Vestibular Episódica

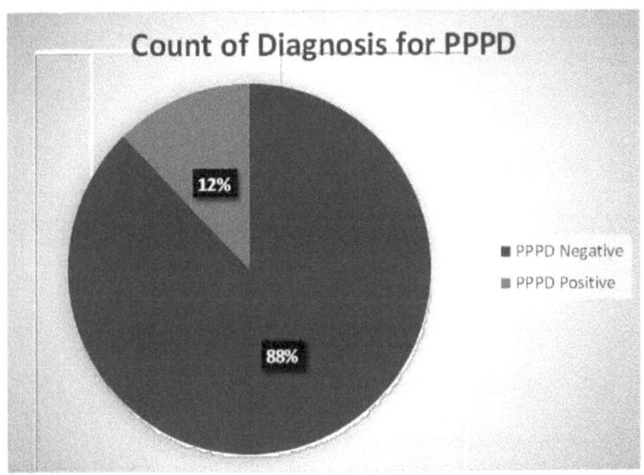

Diagnóstico para PPPD	Contagem de diagnósticos para PPPD
PPPD Negativo	36
PPPD Positivo	5

Gravidade do handicap através do Dizziness Handicap Inventory

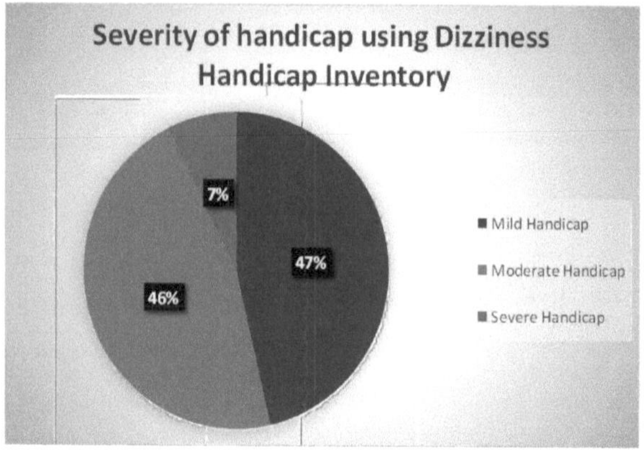

Interpretação	Contagem de interpretação
Deficiência ligeira	19
Deficiência moderada	19
Deficiência grave	3

RESULTADO

•O estudo foi efectuado em 41 doentes que sofriam de tonturas e a quem foi diagnosticada Vertigem Posicional Paroxística Benigna (VPPB).

•A amostra foi selecionada com pelo menos 3 meses de cronicidade da VPPB.

•De acordo com os critérios da Sociedade Barany, o resultado mostrou que, de 41 doentes com VPPB, 5 doentes têm um diagnóstico positivo para PPPD e 36 têm um diagnóstico negativo para PPPD.

•Por conseguinte, a incidência de PPPD em doentes com VPPB é de 12% (5 PPPD/41BPPV).

•A gravidade da incapacidade de sentir tonturas em doentes com VPPB foi demonstrada:

1. Deficiência ligeira em 19 doentes.

2. Deficiência moderada em 19 doentes.

3. Deficiência grave em 3 doentes.

DISCUSSÃO

•O objetivo deste estudo foi avaliar a prevalência de PPPD em pacientes com distúrbios vestibulares episódicos, ou seja, VPPB, e determinar a gravidade da desvantagem da tontura nos pacientes.

•O estudo encontrou uma taxa de prevalência de 12% entre os doentes que apresentavam sintomas de tonturas.

•De acordo com o estudo realizado por Gambacorta V et al intitulado "Persistent Postural Percetual Dizziness in Episodic Vestibular Disorders" confirmou o estudo realizado que mostrou uma baixa prevalência de PPPD na VPPB em comparação com outras doenças vestibulares[5].

•Entre os pacientes com VPPB, encontramos uma distribuição demográfica variada com uma ligeira predominância no sexo feminino, o que é consistente com o que foi descoberto pelo estudo feito por Bittar RS et al intitulado "Clinical characteristics of patients with persistent postural-percetual dizziness". [10]

•A distribuição etária variou entre os 25 e os 70 anos, com a maior prevalência observada no grupo etário dos 40 aos 60 anos.

•Além disso, a média de idade (54,6) dos diagnosticados com PPPD coincidiu com o achado do autor Bittar et al. [10]

•Uma percentagem significativa dos doentes tinha recebido anteriormente tratamentos médicos para os seus sintomas de vertigem.

•O tratamento resulta na resolução do número máximo de sintomas e reduz as hipóteses de precipitação de qualquer doença crónica, como a PPPD.

•De acordo com Faralli M et al, cujo estudo intitulado "Tonturas residuais após o primeiro episódio de VPPB: papel da função otolítica e de um diagnóstico tardio", as tonturas residuais são um sintoma que se segue frequentemente à resolução de uma VPPB após manobras de reposicionamento. [8]

- A tontura residual pode estar presente durante dias ou até semanas após a manobra de reposicionamento, o que é hipoteticamente conhecido como o mecanismo patogénico para a precipitação da PPPD. [8]

- Em muitos casos, é provável que a resolução da vertigem ocorra no prazo de três meses após o episódio agudo de VPPB, o que resulta na perda do critério temporal necessário para o diagnóstico de PPPD. [5]

- De acordo com o estudo realizado por Gambacorta V et al, intitulado "Persistent Postural Percetual Dizziness in Episodic Vestibular Disorders", revelou uma grande variação na duração e frequência dos episódios de VPPB nos doentes[5].

- Enquanto alguns tiveram episódios transitórios que duraram minutos ou horas, outros relataram vertigens crónicas que duraram dias ou semanas.

- A frequência variava entre episódios ocasionais e ocorrências diárias.
- Esta variabilidade mostra a diferença na ocorrência de sintomas de pessoa para pessoa, o que pode ser um fator de influência importante para o diagnóstico de PPPD.

- Em contrapartida, os doentes com VPPB repetida já não sentem o efeito de surpresa do episódio inicial porque se habituaram à recorrência da vertigem[5].
- A adaptação da recorrência acima referida pode reduzir a intensidade dos episódios de cada vez e diminuir as hipóteses de precipitação de PPPD. [5]

- Além disso, o doente mantém-se afastado de situações potencialmente perigosas, incluindo movimentos cefálicos que causam vertigens, porque está consciente da doença e do seu aspeto clínico. Por outras palavras, as pessoas com VPPB recorrente demonstram autocontrolo[5].

- **Gravidade da desvantagem da tontura em pacientes com VPPB:**

o De acordo com o estudo efectuado por Teh CS et al intitulado "O impacto da duração da doença na vertigem postural-percetual persistente (PPPD) na qualidade de vida, no handicap da vertigem e na saúde mental", o estudo observou a distribuição variável do handicap da vertigem nos doentes com VPPB. [7]

o De acordo com o estudo, a incapacidade é maioritariamente ligeira e moderada (47% e 46%, respetivamente). A deficiência grave é menor (7%) nos doentes com VPPB.

o Esta distribuição pode ser influenciada pelo tratamento efectuado pelo doente, uma vez que, normalmente, este procura tratamento após um episódio agudo que resulta numa recuperação quase total dos sintomas.

o De todos os três subtipos: funcional, emocional e físico, o funcional é o mais afetado e o emocional é o menos afetado nos doentes.

o Nos doentes com PPPD positivo, o handicap da vertigem revelou um handicap grave em 3 de 5 doentes e um handicap moderado em 2 de 5 doentes.

o Os doentes com PPPD demonstraram ter um impacto mais importante a nível físico, emocional e funcional do que a VPPB[7].

o Isto pode dever-se à cronicidade da doença, com crises constantes que, segundo se diz, têm um impacto negativo nas tonturas[7].

CONCLUSÃO

• No estudo, concluímos que a taxa de prevalência de PPPD é baixa em pacientes com VPPB, apesar da múltipla sobreposição de sintomas entre os dois distúrbios.

• Esta menor prevalência resulta de vários factores e da adaptabilidade do doente à doença.

LIMITAÇÕES

- **Tamanho da amostra:**

A dimensão da amostra do estudo pode não ser suficientemente adequada para representar toda a população de doentes com VPPB.

- **Não disponibilidade de doentes com VM e MD:**

A baixa prevalência da enxaqueca vestibular e da doença de Ménière na população indiana limita o estudo de todo o espetro de perturbações vestibulares episódicas

ÂMBITO DE APLICAÇÃO FUTURA

Ao reconhecer as diferenças entre as duas doenças vestibulares que apresentam sintomas algo semelhantes, um protocolo mais distinto e especializado, adaptado aos doentes com PPPD, ajudará a reduzir a desvantagem dos doentes.

REFERÊNCIAS

[1] Popkirov, S., Staab, J.P., Stone, J., 2018. Tontura postural-percetual persistente (PPPD): uma causa comum, caraterística e tratável de tontura crônica. Pract Neurol 18, 5-13. https://doi.org/10.1136/practneurol-2017- 001809

[2] Staab, J.P., Eckhardt-Henn, A., Horii, A., Jacob, R., Strupp, M., Brandt, T., Bronstein, A., 2017. Critérios de diagnóstico para tonturas postural-perceptivas persistentes (PPPD): Documento de consenso do comité para a Classificação das Perturbações Vestibulares da Sociedade Bárány. J Vestib Res 27, 191-208. https://doi.org/10.3233/VES-170622

[3] Dieterich, M., Staab, J.P., 2017. Tontura funcional: da vertigem postural fóbica e tontura subjetiva crônica à tontura postural-perceptiva persistente. Curr Opin Neurol 30, 107-113. https://doi.org/10.1097/WCO.0000000000000417

[4] Azzi, J.L., Khoury, M., Séguin, J., Rourke, R., Hogan, D., Tse, D., Lelli, D.A., 2022. Características de pacientes com tontura percetual postural persistente em uma clínica multidisciplinar de tontura. J Vestib Res 32, 285-293. https://doi.org/10.3233/VES-190749

[5] Gambacorta, V., D'Orazio, A., Pugliese, V., Di Giovanni, A., Ricci, G., Faralli, M., 2022. Tontura percetual postural persistente em distúrbios vestibulares episódicos. Audiol Res 12, 589-595. https://doi.org/10.3390/audiolres12060058

[6] Mutlu, B., Serbetcioglu, B., 2013. Discussão do inventário de handicap de tontura. J Vestib Res 23, 271-277. https://doi.org/10.3233/VES-130488

[7] Teh, C.S.-L., Prepageran, N., 2022. O impacto da duração da doença na tontura postural-percetual persistente (PPPD) na qualidade de vida, deficiência de tontura e saúde mental. J Vestib Res 32, 373-380. https://doi.org/10.3233/VES-210087

[8] Faralli, M., Lapenna, R., Giommetti, G., Pellegrino, C., Ricci, G., 2016. Tonturas residuais após o primeiro episódio de VPPB: papel da função otolítica

e de um diagnóstico tardio. Eur Arch Otorhinolaryngol 273, 3157-3165. https://doi.org/10.1007/s00405-016-3947-z

[9] Bednarczuk, N.F., Bonsu, A., Ortega, M.C., Fluri, A.-S., Chan, J., Rust, H., de Melo, F., Sharif, M., Seemungal, B.M., Golding, J.F., Kaski, D., Bronstein, A.M., Arshad, Q., 2019. Interações visuo-vestibulares anormais na enxaqueca vestibular: um estudo transversal. Cérebro 142, 606-616. https://doi.org/10.1093/brain/awy355

[10] Bittar RS, Lins EM. Características clínicas de pacientes com tontura postural-percetual persistente. Braz J Otorhinolaryngol. 2015 May-Jun;81(3):276-82. doi: 10.1016/j.bjorl.2014.08.012.

[11] Dieterich M, Staab JP, Brandt T. Tonturas funcionais (psicogénicas). Handb Clin Neurol. 2016;139:447-468. doi: 10.1016/B978-0-12-801772- 2.00037-0. PMID: 27719862.

[12] Holmberg J, Tjernström F, Karlberg M, Fransson PA, Magnusson M. Reduzidas diferenças posturais entre doentes com vertigem postural fóbica e indivíduos saudáveis durante uma ameaça postural. J Neurol. 2009 Aug;256(8):1258-
62. doi: 10.1007/s00415-009-5110-x. Epub 2009 Apr 12. PMID: 19363634.

[13] Cousins S, Kaski D, Cutfield N, Arshad Q, Ahmad H, Gresty MA, Seemungal BM, Golding J, Bronstein AM. Preditores da recuperação clínica da neurite vestibular: um estudo prospetivo. Ann Clin Transl Neurol. 2017 Mar 22;4(5):340-346. doi: 10.1002/acn3.386. PMID: 28491901; PMCID: PMC5420806.

[14] Schniepp R, Wuehr M, Huth S, Pradhan C, Brandt T, Jahn K. Características da marcha de pacientes com vertigem postural fóbica: efeitos do medo de cair, atenção e input visual. J Neurol. 2014 Apr; 261 (4): 738-46. doi: 10.1007 / s00415-014-7259-1. Epub 2014 Feb 12. PMID: 24519356.

[15] Odman M, Maire R. Tonturas subjectivas crónicas. Ata Otolaryngol. 2008 Oct;128(10):1085-8. doi:10.1080/00016480701805455. PMID:18607990.

[16] Cousins S, Cutfield NJ, Kaski D, Palla A, Seemungal BM, Golding JF, Staab JP, Bronstein AM. Dependência visual e tonturas após neurite vestibular. PLoS One. 2014 Sep 18;9(9):e105426. doi: 10.1371/journal.pone.0105426. PMID: 25233234; PMCID: PMC4169430.

[17] Indovina I, Conti A, Lacquaniti F, Staab JP, Passamonti L, Toschi N. Lower Functional Connectivity in Vestibular-Limbic Networks in Individuals With Subclinical Agoraphobia. Front Neurol. 2019 agosto 13; 10: 874. doi: 10.3389 / fneur.2019.00874. PMID: 31456740; PMCID: PMC6701404.

[18] Staab JP. Tonturas subjectivas crónicas. Continuum (Minneap Minn). 2012 Oct;18(5 Neuro-otology):1118-41. doi: 10.1212/01.CON.0000421622.56525.58. PMID: 23042063.

[19] Heinrichs N, Edler C, Eskens S, Mielczarek MM, Moschner C. Predicting continued dizziness after an acute peripheral vestibular disorder. Psychosom Med. 2007 Sep-Out;69(7):700-7. doi: 10.1097/PSY.0b013e318151a4dd. Epub 2007 Aug 31. PMID: 17766688.

[20] Wuehr M, Pradhan C, Novozhilov S, Krafczyk S, Brandt T, Jahn K, Schniepp R. Interação inadequada entre o controlo postural de circuito aberto e fechado na vertigem postural fóbica. J Neurol. 2013 maio; 260 (5): 1314-23. doi: 10.1007 / s00415-012-6797-7. Epub 2012 Dec 23. PMID: 23263595.

[21] Pareés I, Kojovic M, Pires C, Rubio-Agusti I, Saifee TA, Sadnicka A, Kassavetis P, Macerollo A, Bhatia KP, Carson A, Stone J, Edwards MJ. Fatores físicos precipitantes em distúrbios funcionais do movimento. J Neurol Sci. 2014 Mar 15; 338 (1-2): 174-7. doi: 10.1016 / j.jns.2013.12.046. Epub 2014 Jan 8. PMID: 24439198.

[22] Staab JP, Ruckenstein MJ. O que vem primeiro? Tonturas psicogénicas versus ansiedade otogénica. Laryngoscope. 2003 Oct;113(10):1714-8. doi: 10.1097/00005537-200310000-00010. PMID: 14520095.

[23] Whalley MG, Cane DA. Um Modelo Cognitivo-Comportamental de Tontura Postural-Percetual Persistente. Cognitive and Behavioral Practice [Internet]. 2017 Feb [cited 2024 Jun 18];24(1):72-89.

ANEXOS

ANEXO I

FORMULÁRIO DE CONSENTIMENTO

Título: Prevalência de Tontura Percetual Postural Persistente em pacientes com Distúrbios Vestibulares Episódicos-Estudo transversal.

Eu, Sr./Sra., dou o meu consentimento para participar no estudo "Prevalência de tonturas perceptuais posturais persistentes em doentes com perturbações vestibulares episódicas - Estudo transversal".

Conduzido por Janhvi Naresh Dolas (estudante de Fisioterapia UG) como parte do seu currículo sob a supervisão e orientação do Dr. Sonal Suresh Patole.

Fui informado de que nenhuma parte das minhas informações será revelada em qualquer outro lugar, exceto no estudo, e que será mantido um sigilo adequado durante todo o processo.

Estou ciente de que posso optar por deixar de fazer parte do estudo em qualquer altura, sem ter de apresentar qualquer motivo para o fazer.

Concordo em cooperar plenamente e não tenho qualquer objeção em participar, pelo que dou o meu consentimento para tal.

Nome do participante: Endereço:

Nome do participante:

Nome da instituição:

Assinatura:

Data:

ANEXO-II

FICHA DE RECOLHA DE DADOS

- Nome:

- Idade:

- Género:

- Profissão:

- Endereço:

- Data da avaliação:

- Durante quanto tempo os sintomas estão presentes

- Sintomas observados:

o Sensação de tonturas quando a postura muda.

Sim/Não

o Sensação de tonturas quando a postura erecta é adaptada.

Sim/Não

o Insegurança a qualquer hora do dia.

Sim/Não

o Vertigem não giratória.

Sim/Não

o Há uma sensação de queda, mas não de queda efectiva.

Sim/Não

o Exacerbação de qualquer um dos sintomas acima referidos através da adaptação da postura vertical. Sim/Não

o Exacerbação de qualquer um dos sintomas acima referidos por movimentos activos ou passivos.

Sim/Não

o Exacerbação de qualquer um dos sintomas acima referidos por exposição a estímulos visuais complexos ou em movimento.

Sim/Não

o Frequência dos sintomas num mês.

o Qualquer problema significativo encontrado.

Sim/Não

o Qualquer deficiência significativa na atividade funcional. Sim/Não

Inventário de tonturas e incapacidades

Data de nascimento

Hoje1sDate

Nome

Altura ft.ln. Peso lbs.

Instruções: O objetivo desta escala é identificar as dificuldades que pode estar a sentir devido à sua dislexia. Por favor, assinale "sempre", "não" ou "às vezes" em cada pergunta. Responda a cada pergunta apenas no que diz respeito ao seu problema de diarreia.

	Perguntas	AJway s	Por vezes	Não
P1	Olhar para cima aumenta o seu problema?	□ □	□ □	□ □
E2	Por causa do seu problema, cio sente-se frustrado?	□	□	□
F3	Devido ao seu problema, restringe as suas viagens de negócios ou de lazer?	□	□	□
P4	Andar pelo corredor de um supermercado aumenta o seu problema?	□	□	□
FS	Devido ao seu problema, tem dificuldade em deitar-se ou levantar-se da cama?	□	□	□
FS	O seu problema restringe significativamente a sua participação em actividades sociais, como ir jantar fora, ir ao cinema, dançar ou ir a festas?			
F7	Por causa do vosso problema, têm dificuldade em ler?	1□1	1□1	□1 1
F8	A realização de actividades mais ambiciosas, como o desporto, a dança e as tarefas domésticas, como varrer ou lavar a loiça, aumenta o seu problema?	□	□	□
E9	Por causa do seu problema, tem medo de sair de casa sem ter alguém a acompanhá-lo?	□	□	□
E10	Por causa do seu problema, já se sentiu envergonhado à frente dos outros?			
P11	Os movimentos rápidos da cabeça aumentam o problema?	□1 1	□1 1	□1 1
F12	Devido ao seu problema, evita as alturas?	□	□	□
P13	A barriga para cima na cama aumenta o seu problema?	□	□	□
F14	Devido ao seu problema, é-lhe difícil fazer tarefas domésticas ou trabalhos no jardim que exijam muito esforço?	□	□	□
E15	Devido ao seu problema, tem medo que as pessoas pensem que está embriagado?	□	□	□
F16	Devido ao seu problema, é-lhe difícil dar um passeio com o vourseff?			
P17	Andar num passeio aumenta o seu problema?	□1 1	□1 1	□1 1
E18	Por causa do seu problema, é difícil para si concentrar-se?	□	□	□
F19	Devido ao seu problema, é-lhe difícil andar pela casa às escuras?	□	□	□
E20	Por causa do seu problema, tem medo de ficar sozinho em casa?			
E21	Por causa do seu problema, sente-se prejudicado?	□1 1	□Il 1	□1 1
E22	O seu problema afectou a sua relação com os membros da sua família ou amigos?			
E23	Por causa do seu problema, está deprimido?	□1 1	□1 1	□1 1
F24	O seu problema interfere com o seu trabalho ou com as suas responsabilidades domésticas?	□	□	□
P25	O facto de se dobrar aumenta o seu problema?			

Sempre = 4

Em algum momento = 2

Não = 0

P = Físico

E = Emocional

Subescalas

F = Funcional

Pontuação do Dizziness Handicap Inventory

Avaliação	Total Funcional	Total Emocional	Total Físico	TOTAL PONTUAÇ ÃO

• Interpretação da pontuação do DHI:

• Diagnóstico de PPPD:

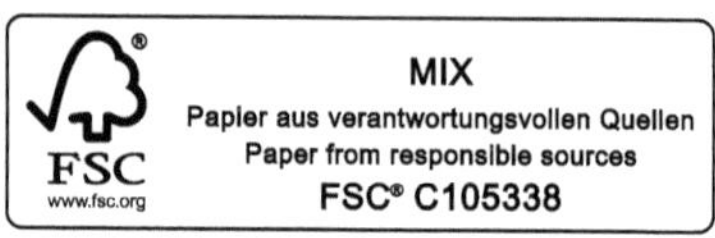

Printed by Books on Demand GmbH, Norderstedt / Germany